DIACHIRISMOS

DE

MÉDICAMENS SIMPLES

POUR LE

TRAITEMENT DES MALADIES,

Par le Docteur C.-J.-B. COMET,

Chevalier de la Légion-d'Honneur, Membre de l'ancienne
Société royale académique des sciences, etc.

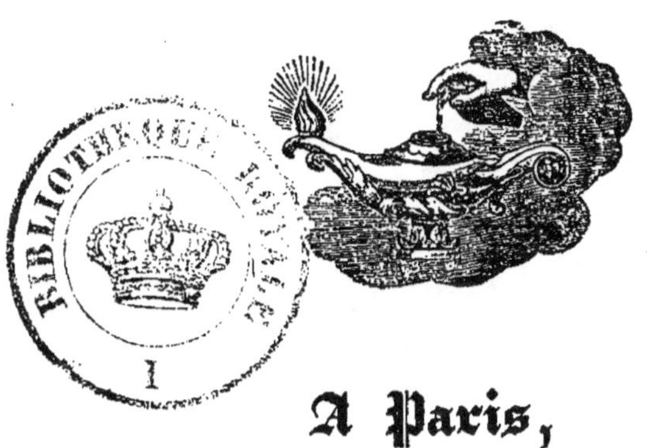

A Paris,

LIBRAIRIE DE J. B. BAILLÈRE,
RUE DE L'ÉCOLE-DE-MÉDECINE, N°. 13 bis;

ET CHEZ L'AUTEUR,

RUE NEUVE-DES-BONS-ENFANS, N°. 17.

1835.

IMPRIMERIE DE PIHAN DELAFOREST (MORINVAL)
Rue des Bons-Enfans, n. 34.

DIACHIRISMOS

DE

MÉDICAMENS SIMPLES

POUR LE

Traitement des Maladies.

————•————

— « C'est avec des MÉDICAMENS SIMPLES *et*
» *toujours identiques, tels que l'analyse a*
» *seule le pouvoir de les fournir, que les ob-*
» *servations thérapeutiques peuvent être ri-*
» *goureuses. »*

— « Les effets d'une substance ne peuvent
» *être constans que lorsque la substance est*
» *employée sans mélange et en quantité bien*
» *déterminée. »*

Nous empruntons les deux propositions
que nous venons de citer à des opinions
tout-à-fait opposées et en guerre ouverte
quant aux effets des médicamens ; mais on
voit qu'elles sont entièrement d'accord
sur ce principe fondamental : que l'action
des remèdes appliqués à la guérison des

maladies, ne peut être constamment la même et appréciable, que lorsque les substances qui les composent sont administrées isolément et dans des proportions toujours égales (1).

Cependant dans l'état actuel de l'art de formuler, c'est-à-dire de préparer et d'administrer les médicamens, il n'y a aucun praticien qui n'ait souvent vu ses prescriptions, les mieux combinées selon les règles de la pharmacologie, produire un effet contraire à celui qu'il en attendait.

---

(1) La première proposition appartient aux médecins en général, quelle que soit la doctrine qui les guide dans l'observation et le traitement des maladies. Ces médecins se servent de médicamens de tous genres, simples ou composés, dont les effets produisent des phénomènes *contraires* à ceux qui se manifestent dans les maladies.

La deuxième proposition est émise, comme argument péremptoire, par les médecins qui suivent les préceptes de la méthode homœopathique. Ils n'emploient pour combattre les causes morbifiques, que des remèdes dont l'action produit sur l'organisme des effets *semblables* à ceux que la maladie développe.

Tout-à-fait désintéressé dans cette controverse sur l'action des médicamens, nous nous bornons à constater un principe admis *unanimement*, sans nous prononcer sur une question qui ne peut être résolue actuellement.

Le moindre défaut des préparations complexes est d'être impuissantes pour combattre les phénomènes morbides contre lesquels on les dirige. Puis elles ne sont jamais exécutées d'une manière uniforme, non seulement chez divers pharmaciens, mais souvent chez le même : elles diffèrent quelquefois de goût, d'odeur et de couleur. Cette variation fâcheuse n'échappe pas plus aux malades qu'aux médecins; s es derniers peuvent à la rigueur se l'expliquer, il n'en est pas de même pour les malades dont la confiance est ébranlée, et qui e consentent pas, sans répugnance, à continuer l'usage de médicamens, qu'ils ne croient pas, avec quelque raison, pouvoir produire un effet toujours également favorable.

Les calculs les plus sages, l'observance la plus minutieuse des préceptes que la science de la matière médicale a rassemblés, ne peuvent surtout mettre à l'abri des inconvéniens inhérens à l'usage habituel de fractionner les doses des médicamens.

D'un autre côté, les préparations les moins composées sont, malgré la pratique rigoureuse des indications qui sont fournies par la chimie, toujours dénaturées dans un espace de temps plus ou moins rapproché, par suite de l'action des diverses substances les unes sur les autres; chaque ingrédient perd de ses propriétés en en acquérant de nouvelles, parfois entièrement opposées à celles qui avaient déterminé son choix.

Tout cela est bien connu; mais comme il paraissait difficile d'administrer isolément la plupart des médicamens actifs, on les a toujours combinés avec des substances qu'on se plaisait à considérer comme *neutres*, bien qu'elles diminuassent sensiblement la vertu du remède, et rendissent l'appréciation de ses effets, sinon impossible au moins fort incertaine. Puis la routine a prévalu malgré l'abus qui en résultait.

Nous n'apporterons que quelques preuves à l'appui de ce que nous avons avancé, relativement à l'adultération des médicamens composés, résultant de l'action réciproque des diverses substances : nous prendrons nos exemples parmi ceux qui se manifestent le plus fréquemment même aux yeux les moins clairvoyans.

Personne n'ignore que l'influence de la lumière dénature certaines substances minérales, et que ce n'est qu'en les soustrayant à l'action inappréciable de ce fluide qu'on parvient à leur conserver les propriétés qui les caractérisent.

On sait généralement que les sels solubles de mercure exigent, dans leur administration, des précautions extrêmement minutieuses pour que leurs qualités ne soient pas altérées; l'eau pure de rivière ou de source, si elle n'est pas distillée, a une action très nuisible sur la plupart d'entre eux.

Les substances organiques, végétales ou animales, beaucoup plus impressionnables, s'il est permis de s'exprimer ainsi, n'éprouveront-elles pas des changemens notables dans leurs principes immédiats, par le contact d'élémens hétérogènes. La nomenclature des substances , incompatibles entre elles , formerait un immense volume et encore serait-elle incomplète.

Quelques liquides sont profondément modifiés par l'influence des vases dans lesquels on les renferme : la couleur d'une infusion de violettes se conserve mieux dans un récipient d'étain que de verre ou de porcelaine. Le lait s'altère plus ou moins promptement , selon la nature des vaisseaux dans lesquels on le recueille ; en trois ou quatre jours il se coagule dans la faïence, le verre ou le plomb : toutes choses égales d'ailleurs, il pourra se conserver à l'état liquide pendant sept ou huit jours dans le fer-blanc ou le cuivre. Voilà des faits qu'il est facile de vérifier et qui peuvent donner la mesure de la puissance de l'affinité chimique.

Comment n'attacherait-on donc pas un vif intérêt à la préparation des médica-mens, puisque les moindres circonstances peuvent en modifier les propriétés ? Et c'est une œuvre que nous nous glorifions d'avoir entreprise, que de rappeler l'attention des médecins sur la surveillance qu'ils doivent apporter, tant à la préparation qu'à la dispensation des médicamens ; partie si importante de l'art de guérir, que, lorsqu'ils la négligent, ils ne peuvent procéder qu'au hasard et sans avoir droit d'être distingués de ces empiriques, qui préconisent des remèdes qui ne leur sont pas plus connus que les maladies qu'ils ont la prétention de guérir.

Nous n'avons aucunement la volonté de nous ériger en réformateur, en proposant à nos confrères une méthode plus simple et plus sure d'administrer les médicamens ; Fourcroy a dit avant nous : « Tant » qu'on fera usage des remèdes composés » on ne pourra jamais rien savoir sur leurs » véritables propriétés. L'ancienne école » d'Hippocrate employait des remèdes » simples ; elle ne présentait aux malades » qu'un seul médicament, et ne les admi- » nistrait que l'un après l'autre, lorsque » des circonstances exigeaient que l'on en » changeât la nature... L'état stationnaire » de l'art de guérir est dû en partie à la

» *polypharmacie.* On est toujours dans
» l'usage de prescrire plusieurs substances
» à-la-fois dans les moindres formules, et
» lorsqu'un médicament composé a pro-
» duit un bon effet, il est impossible de
» décider à quelle substance, parmi celles
» qui entrent dans sa composition, est dû
» cet effet. Il est donc nécessaire de n'em-
» ployer qu'une seule substance à-la-fois,
» de la donner d'abord à petites doses,
» *pour en connaître l'action,* d'augmen-
» ter peu à peu la quantité, et de la porter
» jusqu'à celle qui est nécessaire. »

Mais le célèbre chimiste n'a pas même été écouté ; n'étant pas médecin, il n'a pu d'ailleurs mettre en pratique les sages préceptes qu'il avait tracés. Quant à nous, voici en peu de mots le résumé de la tâche que nous avons entreprise, et quel sera le but constant de nos efforts :

Réduire l'art de formuler à sa plus simple expression, en le dépouillant des abus que des motifs bien futiles, la crédulité ou le charlatanisme ont introduits dans son exercice.

Nous conservons dans notre pharmacopée tous les agens dont les propriétés et les effets sont bien constatés (1); nous rejetons seulement les substances insignifiantes dites *adjuvantes, intermèdes, correctives,* etc., qui ne servent qu'à compliquer les formules et à en augmenter le prix.

Les médicamens simples, dont l'expérience a sanctionné la puissance, sont concentrés dans un excipient liquide tout-à-fait neutre et n'ayant d'autre propriété qu'une action dissolvante et conservatrice; de sorte qu'une goutte d'une solution quelconque immédiatement étendue dans une dose de boisson appropriée, peut équivaloir à une cuillerée du même remède prescrit selon les formules en usage : étant d'ailleurs constamment identiques et inaltérables, leur administration sera toujours en rapport avec la prescription qui en aura été faite.

____

(1) Il est bien entendu que nous ne prenons pour base d'appréciation que celle qui résulte de l'expérience acquise, mais que nous n'entendons fixer aucune limite absolue.

En conséquence de cette concentration des agens médicamenteux et de leur active efficacité sous un petit volume, il nous a fallu rechercher un procédé qui, sans le secours d'une main exercée et sans qu'on ait à redouter les erreurs ou les fautes de la négligence, mît à même de fractionner spontanément et d'une manière toujours égale, les médicamens spéciaux, au moment de leur ingestion dans l'économie; sous ce rapport nos tentatives ont été couronnées du plus heureux succès, comme on le verra bientôt.

DIACHIRISMOS signifie, préparation, administration et dispensation de médicamens. (Lib. II. *Epidem.* — M. Orfila, *nouv. Dict. de méd*). Nous avons choisi cette dénomination pour désigner un procédé qui a pour objet, non-seulement de réduire l'emploi des médicamens à ce qu'il a réellement d'utile ; mais de favoriser la cure des maladies les plus rebelles et les plus obscures.

L'efficacité des médicamens est, en quelque sorte, appréciée à vue d'œil, car l'administration du remède employé peut être graduée à volonté, même par les personnes étrangères à l'art de guérir, au moyen de la disposition du flacon dans lequel il est délivré aux malades. Ainsi se trouvent en outre écartés les accidens qui sont souvent la suite de l'introduction dans l'économie de proportions inégales, ou dans des conditions plus ou moins actives, des substances médicamenteuses.

Les avantages accessoires du *Diachirismos* sont d'annuler les dégoûts qui résultent de l'usage des préparations pharmaceutiques ordinaires, et de réduire à fort peu de chose les embarras et les frais de traitement des maladies. Les personnes atteintes d'affections qui ne les mettront pas dans une impuissance absolue d'agir, après avoir pris les avis d'un homme de l'art, qui seul peut indiquer le choix des médicamens utiles et les modifications qui devront avoir lieu dans certaines circonstances, pourront se traiter elles-mêmes sans le moindre inconvénient, et n'auront besoin de consulter leur médecin

que pour obtenir les renseignemens né-
cessaires afin d'arriver à un résultat complet.

Mais ainsi que nous l'avons déjà fait remarquer, il était indispensable que le moyen
d'administrer les doses des médicamens fût
simple, commode, à la portée des intelli-
gences les plus grossières, et surtout qu'il
fût un régulateur invariable, propre à
opérer, d'une manière absolue, la division
par fractions constamment égales, des substances médicamenteuses, et qu'il mît en
même temps à l'abri des erreurs résultan-
tes de l'inattention des malades ou des
personnes préposées à leur donner des
soins.

Ces avantages ont été incontestable-
ment conquis par le procédé suivant:

Tous les médicamens sont contenus,
séparément, dans des flacons d'une
capacité fort peu considérable, d'une
once au plus; chaque flacon est herméti-
quement fermé par un bouchon de verre
d'une longueur inusitée, qui plonge dans
son intérieur jusque près de la base. La
tige ou prolongement du bouchon est en

cristal poli d'une forme cilindrique, légè-
rement conique du collet à son extrémité
qui est tronquée, ou comme on dit, cou-
pée en rave : elle trempe dans la solution mé-
dicamenteuse contenue dans le flacon, ou
en est suffisamment imprégnée au moyen
d'une légère agitation imprimée au flacon. On voit tout d'abord qu'il suffit de
déboucher subitement le flacon, pour en
extraire une quantité du médicament
qu'il renferme, proportionnée au volume
et à la dimension de la tige du bouchon, à
laquelle le liquide adhère, dans des proportions calculées et toujours égales relativement à sa densité (1). Pour étendre la dose

______

(1) Après des essais multipliés et comparatifs, nous
n'avons adopté qu'une seule forme de flacons, et les di-
mensions pour les tiges prolongées des bouchons ont été
fixées d'une manière invariable. Il résulte de cette disposition générale que la quantité de liquide obtenu, peut être
toujours égale. Nos expériences ont été faites et vérifiées
avec une grande précision, de sorte qu'il n'est pas possible
d'avoir dans l'extraction de chaque dose, une variation
sensible, et encore la variation ne peut-elle être qu'en
moins, jamais en plus, ce qui n'occasionne aucun préjudice
notable. Cette différence en moins dépendra de la durée
du temps que l'on mettra à déboucher le flacon, car il est

de médicament ainsi obtenue, dans la quantité de boisson préalablement prescrite et prête à le recevoir, il n'est besoin que d'y introduire la tige de verre, en opérant un léger mouvement de circumduction et de va et vient, qui détermine le mélange du remède avec le véhicule destiné à le porter dans l'économie. Aussitôt cette petite opération terminée, on essuyera exactement la tige du bouchon et on le replacera immédiatement pour fermer le flacon, ou pour servir de nouveau à extraire et à transporter, s'il y a lieu, une autre dose du médicament.

On conçoit facilement la nécessité de la recommandation que nous venons de faire,

---

aisé de s'apercevoir que si l'on retire trop lentement le bouchon, une partie du liquide qui doit s'attacher à la base de la tige, se portera vers l'extrémité et prendra la place du liquide qui, naturellement, devait aussi y adhérer.

Pour éviter ce léger inconvénient, il suffira de déboucher, comme nous le recommandons, *subitement*, le flacon, au moment où par son agitation, on aura suffisamment mis en contact le liquide avec la tige prolongée du bouchon.

Cette observation devrait être considérée comme puérile, si elle n'avait pour but de réduire à sa juste valeur une objection qu'on aurait pu faire, contre la régularité de notre mode de fractionner les doses des médicamens.

d'essuyer avec soin la tige du bouchon lorsqu'on la retire du véhicule dans lequel elle
a servi à étendre le médicament. Si l'on
omettait cette précaution, on reporterait
dans le flacon une certaine quantité du
liquide dans lequel on l'aurait introduite, et
l'on altérerait la vertu du médicament en
raison de l'action plus ou moins forte
que les substances, avec lesquelles on le
mettrait en contact, auraient pour en
opérer la décomposition. Malgré son importance, cette précaution à observer est
si simple qu'elle ne peut être considérée
comme une difficulté sérieuse.

Le *Diachirismos* ne serait point appli-
cable à la préparation des remèdes qui n'a-
gissent qu'à l'extérieur du corps, ou qui ne
sont introduits que momentanément dans
des voies naturelles ou accidentelles ;
tels que les gargarismes, les lotions, les
fomentations, les injections, les collyres,
les lavemens, s'il n'entrait jamais dans la
composition de ces agens thérapeutiques,
aucune substance énergique, ayant à petite dose, une action spéciale bien déter-

BIBLIOTHÈQUE NATIONALE
R.F.

minée. Mais il en est tout autrement et il arrive fort souvent, dans le traitement de certaines maladies, de voir administrer au moyen des injections, des lotions, des lavemens, etc., des médicamens destinés à opérer une profonde modification des propriétés vitales.

Si le médecin a prescrit un lavement avec addition de quelques gouttes d'une solution d'opium : quand on sait, ce que malheureusement on ignore assez généralement, que l'action de l'opium s'exerce avec plus de force lorsqu'il est administré par la voie des intestins que par la bouche, et qu'une dose de ce remède qui serait introduite sans inconvéniens dans l'estomac, peut occasionner des accidens graves et même l'empoisonnement, prise en lavement; certes, on reconnaîtra de quelle importance il sera de n'étendre la solution d'opium dans le véhicule prescrit, qu'au moyen des procédés qui constituent le *Diachirismos*.

Si l'on veut préparer un liquide destiné à être introduit dans la circulation veineuse, ou simplement injecté dans des cavités naturelles, ou à pratiquer des lotions à la surface d'une plaie, ou bien encore à composer un gargarisme, un collyre; faut-il mettre en usage la méthode *endermique?* si le remède doit puiser sa vertu dans l'action d'une substance éminemment énergique, par exemple, le sublimé, l'acétate de morphine, le nitrate d'argent, etc., et qui n'y peut entrer que dans des proportions infiniment petites; n'est-il pas manifeste que la seule manière de doser le médicament, avec toute la précision et les garanties désirables, est de mettre en pratique les préceptes du *Diachirismos.*

Il ne nous semble pas nécessaire d'insister davantage; l'importance de nos remarques doit suffire pour établir l'utilité d'avoir recours à un moyen aussi simple que sûr, de fractionner les doses des médicamens qui doivent entrer dans la composition de certains remèdes qui, bien qu'ils ne soient pas directement introduits dans l'économie, s'il se glissait la moindre erreur dans les quantités qu'il convient d'employer, pourraient avoir les conséquences les plus graves et les plus funestes.

On peut déjà apercevoir, d'après ce que nous venons de dire, que si le *Diachirismos* a pour objet spécial, la préparation, l'administration et la dispensation de médicamens *simples*, et que si sa pharmacopée ne doit renfermer que des formules de remèdes spéciaux ou spécifiques, il n'en résulte pas une proscription absolue de toutes les préparations pharmaceutiques composées. Au contraire, nous reconnaissons que quelques-unes d'entre elles peuvent avantageusement servir de véhicule à des substances héroïques, dont elles faciliteront non-seulement l'administration, mais les bons effets. Toutefois, il résultera de l'adoption du *Diachirismos* pour la préparation de tous les médicamens spéciaux, cette différence si importante : que le médicament actif qui, dans les préparations usuelles, était de primeabord uni avec les diverses substances qui entraient dans leur composition, pourra n'y être introduit, dans les proportions voulues et selon les indications, qu'au moment de l'administrer aux malades : et qu'ainsi ce médicament ne sera pas sujet à subir des modifications dans ses propriétés, comme cela avait nécessairement lieu , en raison de son contact permanent et prolongé avec des substances qui lui étaient étrangères , par la manière ordinaire de prescrire et de préparer les médicamens magistraux.

Sous un autre rapport nous devons déclarer que si l'on doit sévèrement rejetter toutes les préparations composées dont les effets n'ont été constatés que par la crédulité, il faut bien se garder de prohiber celles dont les vertus ont reçu la sanction de l'expérience, et dont on retire de si grands avantages dans le cours des maladies aigues, pour combattre des accidens passagers. De ce nombre, sont : les looks et les juleps pectoraux ; les émulsions et les potions calmantes et adoucissantes ; les apozèmes et sucs de plantes, amers, sudorifiques ou dépuratifs; les mixtures purgatives , stomachiques, balsamiques; les électuaires toniques, astringents ou vermifuges ; les sirops et vins médicinaux, etc. ; qui n'agissent qu'à des doses assez fortes et dont l'administration même intempestive, n'entraîne jamais de suites redoutables.

Nous n'avons pas l'intention, quant à présent, d'énumérer plus au long les avantages que l'on a droit d'attendre du nouveau mode de préparation et d'administration de médicamens que nous avons adopté (*voy*. la note ci-après) ; sa propagation ne pourra trouver d'obstacle que de la part des personnes intéressées à ne pas s'écarter des habitudes routinières actuellement existantes, mais les médecins qui ne consulteront que le bien de l'humanité et dont le principal mobile est l'amour de l'art, applaudiront, nous ne pouvons en douter, à notre heureuse innovation. Pleins d'espérance de voir couronner nos efforts, et confians dans l'honorable approbation, que nous ont déjà témoignée MM. le baron *Alibert*, *Andral*, le baron *Dubois*, *Fouquier*, *Marjolin*, *Orfila*, le baron *Richerand*, *Velpeau*, professeurs à la faculté de médecine ; M. *Magendie*, membre de l'institut, médecin de l'Hôtel-Dieu ; M. *Gama*, chirurgien en chef, premier professeur à l'hôpital d'instruction du Val-de-Grâce ; MM. *Caventou*, *Chevallier* et *Pelletier*, professeurs à l'école de pharmacie(1), nous ne reculerons devant aucuns sacrifices pour donner au *Diachirismos*

---

(1) Nous regrettons de ne pouvoir citer ici que quelques noms célèbres et qui font autorité dans la pratique de l'art, mais ce n'est qu'après avoir recueilli l'opinion d'un grand nombre de médecins, chirurgiens et chimistes les plus distingués de la capitale, opinion qui nous a été unanimement favorable, que nous nous sommes décidé à publier cette notice. Un si heureux concours de suffrages fait pressentir les destinées qui sont réservées au *Diachirismos* et les résultats bienfaisans qu'il doit apporter dans le traitement des maladies ; particulièrement dans les altérations obscures des fonctions viscérales ; les lésions organiques ou nerveuses ; les paralysies et tous les accidens qui résultent de l'abolition ou de la dépravation de la sensibilité ; les phlegmasies chroniques internes ou externes ; maladies cancéreuses, scrofuleuses, scorbutiques syphilitiques et de la peau : puisque toutes ces affections exigent l'emploi prolongé de modificateurs très actifs, et ne peuvent être combattues avec succès que par des agens thérapeutiques dans des conditions spéciales qui nécessitent les soins les plus minutieux et les plus éclairés pour leur préparation et leur administration.

Enfin nous ferons remarquer combien le *Diachirismos*

toute la publicité nécessaire, et vaincre l'insouciance ou le mauvais vouloir; nous en trouverons toujours une indemnité dans la conscience que nous aurons acquise d'avoir pris un rang honorable parmi les hommes qui s'occupent avec bonheur du perfectionnement de l'art de guérir.

Il nous reste maintenant à jeter un coup-d'œil sur les maladies qui peuvent être avantageusement traitées par l'usage des médicamens simples; ce travail sera précédé de considérations succinctes sur la nature, les propriétés, l'action des médicamens en général, et sur les doses auxquelles il convient d'administrer ceux préparés d'après les règles du *Diachirismos*, qui seront tracées dans une pharmacopée spéciale. Ce sera l'objet d'un nouveau mémoire qui sera prochainement publié.

---

favorisera la pratique de la médecine dans les petites villes et dans les campagnes où il est fort difficile aux médecins de se procurer les médicamens spéciaux, dont notre procédé rend l'emploi aussi commode que sûr, sans être dispendieux, en conséquence de la facilité du transport des médicamens prêts à être administrés aux malades.

www.ingramcontent.com/pod-product-compliance
Lightning Source LLC
LaVergne TN
LVHW051130060726
842526LV00006B/1980